DIETA CHETO PER PERDERE PESO IN 2 SETTIMANE

Chef Maxwell

Sommario

INTRODUZIONE

Questo libro contiene passaggi e strategie testati per ottenere il massimo dalla tua dieta e avere una vita sana con energia sufficiente per ottenere ciò che ti sei prefissato di fare.

Perché la dieta chetogenica non è una dieta plus. È un cambio di dogana. È mettere da parte la cattiva alimentazione e non fare più danni al tuo corpo, fornirgli ciò di cui ha bisogno per funzionare al meglio.

In "Dieta Keto per perdere peso in 2 settimane: la guida definitiva per perdere peso in 2 settimane con la dieta "keto". Offrirò tutte le informazioni di base necessarie per comprendere le basi scientifiche e nutritive dalla dieta, per di più da numerose ricette e suggerimenti che cambieranno per sempre la tua idea di alimentazione.

Ho fatto ogni sforzo per rendere questo libro chiaro, conciso e senza giri. Qui troverai quello che cerchi, con i dati giusti e necessari per iniziare a viaggiare nell'affascinante mondo della chetosi.

Grazie per aver scaricato questo libro, e spero che ti piaccia!

LE BASI SCIENTIFICHE DIETA CHETOGENICA.

In questi ultimi dieci anni che mi sono dedicato alla ricerca sulla chetosi, mi sono trovato in ogni tipo di situazione. lunghi periodi in cui la dieta chetogenica era sconosciuta, tempi di notevoli progressi ed altri di stagnazione. Ma l'importante è il numero di persone con cui mi sono imbattuto che hanno potuto migliorare la propria vita grazie a questa dieta.

In vista di questi innumerevoli casi di successo, oggi sono in termini di dire cosa funziona la dieta chetogenica ed è accettato in gran parte dalla comunità scientifica. So che coloro che hanno provato e deciso di cambiare la loro alimentazione si mostrano infinitamente grati, già che la dieta chetogenica non comprende solo un cambiamento nel modo di mangiare, ma comporta anche un nuovo modo di affrontare la routine, con quei piccoli cambiamenti che ci guidano essere più energici e disposti ad affrontare le sfide.

Ecco perché sono felice di scrivere questo libro e condividere la mia esperienza con tutti gli interessati. Se hai acquistato "2 settimane di dieta Keto per perdere peso: la guida definitiva per perdere peso in 2 settimane con la dieta" cheto" è perché senti cosa c'è in te qualcosa che non funziona correttamente. È un richiesta di aiuto, una ricerca preziosa in cui posso guidarti verso il successo.Non esitare: con un po' di pazienza, la dieta chetogenica ti darà i suoi meravigliosi benefici.frutti.

È normale che in questo momento, quando inizi a conoscere le basi della dieta, ti senti un po' confuso e dubbioso. Da cosa è la chetosi? Avrà conseguenze indesiderate sulla mia salute? È una dieta troppo complicata? Tutte le domande che avranno le loro risposte rapidamente mentre si scorre il libro.

Entrando in questo terreno inesplorato, la prima cosa che i neofiti di solito mi chiedono è quale base scientifica ha la dieta. Posso assicurarvi che oggigiorno nessuno dubita dell'efficacia dell'eliminazione dei carboidrati dalla vostra alimentazione. Anche se è un consiglio abituale per la maggior parte dei dietologi.

La dieta chetogenica non fa altro che portare quel concetto alla realtà e adattarlo ai bisogni e alle richieste del mondo moderno.

Quindi, iniziamo con le basi, per dire che una dieta chetogenica limita i carboidrati. È così semplice. E questo è un bene perché il nostro corpo genera abbastanza chetoni che "vivono" nel fegato e possono essere utilizzati come energia.

Con una dieta chetogenica, le persone consumano una quantità molto piccola di carboidrati, una quantità moderata di proteine e una grande proporzione di grasso al giorno. Ciò significa che il corpo utilizza il grasso come principale fonte di carburante e lo scompone in "corpi liquidi". chetoni" (o "chetoni") in un processo chiamato chetosi.

Le persone che seguono una dieta chetogenica di solito mangiano solo dai venti ai cinquanta grammi di carboidrati al giorno. Ad esempio, cinquanta grammi di carboidrati equivalgono a due fette di pane e una banana.

I carboidrati costituiscono circa un decimo dell'assunzione giornaliera di kilojoule in una dieta chetogenica (un kilojoule è una misura di quanta energia otteniamo dal cibo). Ciò significa che il corpo della persona rimane in uno stato costante di chetosi.

Al posto di dipendere dal conteggio delle calorie, limitare le dimensioni delle porzioni, fare appello all'esercizio estremo o richiedere molta forza dalla volontà, questa dieta a basso contenuto di carboidrati prende una posizione completamente diversa per la perdita di peso e miglioramenti della salute. E funziona perché cambia la vera "fonte di carburante" che il corpo usa per mantenersi energico.

Perché i carboidrati fanno male alla salute? Perché genera insulina e glucosio. Quando il corpo ha bisogno di energia, cerca immediatamente il glucosio. È la fonte di energia preferita. e l' insulina è la sua migliore compagna: la sua funzione è elaborare il glucosio nel sangue. Sta dicendo ciò che Glucosio e insulina vanno sempre di pari passo.

Il problema, però, non è il glucosio in sé, ma il grasso che si accumula, cosa che spreca per nutrirci di carboidrati. sì

eliminiamo o riduciamo il consumo di carboidrati, il nostro corpo va subito in chetosi.

Y che è la chetosi? Allora bene, conosco le prelibatezze da un processo assolutamente naturale che ci aiuta ad andare avanti quando il corpo non ha consumato abbastanza cibo. La reazione dell'organismo in considerazione di ciò è, già accennato, la produzione di chetoni, che si generano quando i grassi del fegato vengono scomposti.

Quindi, una dieta chetogenica serve a ciò che il nostro corpo che conosco vede costretto ad entrare in quello stato. Naturalmente, ciò non si ottiene mangiando di meno, ma eliminando o limitando i carboidrati.

L'evoluzione ci ha resi più resistenti di quanto pensiamo, ecco perché quando mangiamo troppi grassi e poi eliminiamo i carboidrati il nostro corpo brucerà i chetoni da utilizzare come energia. Il bello di tutto questo è che i chetoni forniscono innumerevoli benefici per la nostra salute, come la perdita di peso e migliori prestazioni sia mentali che fisiche.

Secondo la prestigiosa Harvard University, un minimo di 20 grammi di carboidrati in meno al giorno per ciò che funziona la dieta chetogenica. Inoltre, deve avere in fattura quello che so in ritardo di alcuni giorni per raggiungere la chetosi, quindi i risultati non sono immediati.

In sostanza, la dieta chetogenica per principianti funziona "sgocciolando" il corpo in modo che agisca come se fosse a digiuno attraverso una rigorosa eliminazione dal glucosio che so trovare negli alimenti con carboidrati.

Il fulcro della classica dieta chetogenica sta limitando fortemente l'assunzione di cibo. da tutti o il massimo dal cibo con zucchero e amido (carboidrati). Questi alimenti che conosco si decompongono nello zucchero (insulina e glucosio) nel nostro sangue una volta che li mangiamo e, come ho detto, sì, questi livelli lo so che tornano troppo alti le calorie in più lo so che immagazzinano molto più facilmente che grasso corporeo e provocare un aumento di peso indesiderato.

L'indennità di sussistenza chetogenica, ciò che di più dall'indennità di sussistenza a basso contenuto di carboidrati funziona rimuovendo il glucosio. Perché poiché la maggior parte delle persone segue una dieta ricca di carboidrati, il nostro corpo normalmente funziona con glucosio (o zucchero) come fonte di carburante. Energia. Una volta che il glucosio non è più disponibile negli alimenti, iniziamo a bruciare il grasso immagazzinato, sia il grasso del nostro cibo.

Pertanto, quando segui una dieta chetogenica per principianti, il tuo corpo brucia grassi per produrre energia invece di carboidrati, perché ciò che nel processo la maggior parte delle persone perde peso e eccesso di grasso corporeo, anche quando consuma molti grassi e calorie adeguato attraverso l'assunzione giornaliera dal cibo. Altro vantaggio importante della dieta è che non c'è bisogno di contare le calorie, sentire la fame o cercare di bruciare troppe calorie attraverso ore di esercizio intenso.

In breve, la dieta chetogenica funziona perché è pura scienza. grasso che non è stato utilizzato e inizia ad essere utilizzato come energia. Non ha nulla di strano o contorto. Quindi, è giunto il momento di iniziare a vedere quali sono esattamente i vantaggi della chetosi per cambiare così per sempre il tuo stile di vita.

PER QUANTO CONSIDERATO CHE COSA LA DIETA CHETOGENICA È UNA FILOSOFIA DA VITA?

Considero la dieta chetogenica qualcosa di più di una semplice dieta, un cambiamento di abitudini che porta a un nuovo modo di vivere.

La Spiegazione fondamentale non so fonda in nessun concetto filosofico strano, ma sulla pura osservazione empirica. Ho verificato nella carne come l'eliminazione dei carboidrati mi abbia portato a vedere la vita in un altro modo. E non solo: l'ho visto in centinaia di altre persone, che prima diffidavano e poi hanno varcato la soglia dell'ignoranza per non tornare mai più.

È probabile che su Internet ti imbatterai in diversi articoli di giornale, anche scienziati, che cercano di abbattere i benefici della dieta cheto dicendo che non è sicuro. La mia raccomandazione è di non credere in nessuno, nemmeno in me. Prova a eliminare i carboidrati per almeno una settimana. Questo ti basterà per sapere cosa è vero e cosa è falso.

La verità è che oggi è difficile ignorare la dieta chetogenica. lo vedi nei notiziari quando le celebrità lo approvano, lo denunciano o altrimenti in qualche altro modo lo considerano sopra dalla scienza. Possa quello che sai da amici che hanno perso peso adottando la dieta e che ora sono incondizionati alla chetosi. O forse conosci qualcuno con epilessia che cosa viene utilizzata la dieta per ridurre le convulsioni, cosa hanno fatto ai pazienti epilettici dagli anni '20.

Ciò che è chiaro sulla dieta chetogenica è che è uno strumento efficace per la perdita di peso. Quando riduci drasticamente la quantità di carboidrati che consumi, il tuo corpo alla fine entra in uno stato di chetosi e inizia a bruciare i grassi sul posto dai carboidrati Quale carburante, con conseguente perdita di peso. Ma ciò che è meno chiaro è come la dieta chetogenica influisca sulla salute mentale, in particolare la depressione.

Esiste una grande quantità di prove che suggerisce ciò che la dieta chetogenica ha aiutato le persone a superare la depressione. Si possono trovare centinaia di testimonianze con una semplice ricerca su Internet. sul sito web reddit, ad esempio, un editore dice:

"Sono in chetosi da sei mesi. Ho perso quasi cinquanta chili. Ma il miglior risultato è come mi sento. Sono passato dal svegliarmi con la paura e combattere contro il pensiero suicida più dei giorni, un sentirsi energico, positivo Grazie per tutti i messaggi e il supporto!"

Questo semplice messaggio, preso da centinaia di altri, mi aiuta a spiegare perché la dieta chetogenica non è solo una dieta, ma in realtà può cambiare e persino salvare vite umane.

Naturalmente, questi miglioramenti potrebbero derivare anche dal semplice fatto che qualsiasi dieta che aiuti le persone a perdere peso o ad acquisire energia potrebbe portare a miglioramenti dell'umore e dell'autostima. Tuttavia, ricerche recenti suggeriscono che la dieta chetogenica potrebbe essere un utile strumento per combattere la depressione e possibilmente altre condizioni psichiatriche come la schizofrenia e il disturbo da deficit di attenzione e iperattività (ADHD).

Nel 2017 un gruppo di psichiatri ha pubblicato un articolo intitolato "The Current Status of the Ketogenic Diet in Psychiatry" ("Lo stato attuale della dieta chetogenica in psichiatria"), che ha esaminato le ricerche condotte sulla dieta chetogenica e gli affetti psichiatrici In come molto alla depressione, l'articolo ha evidenziato due studi:

-Uno studio del 2004, che ha testato l'ipotesi che "la dieta chetogenica può agire da stabilizzatore dell'umore", ha mostrato che i ratti che guidavano una dieta chetogenica mostravano meno segni di depressione o mostravano meno "disperazione comportamentale".

-Uno studio del 2014 sui ratti ha mostrato una scoperta ancora più sorprendente. I ricercatori hanno messo un gruppo di topi a fare la dieta chetogenica e un altro a una dieta normale. La progenie del gruppo chetogenico era più attiva e mostrava un maggiore sviluppo in diverse aree indiziarie del cervello, tra cui l'ippocampo, il cervelletto e la neocorteccia.

Questi effetti sono persistiti anche se la prole non è stata seguita da una dieta chetogenica.

È anche interessante evidenziare ciò che l'articolo assicura ciò che la dieta chetogenica sembra essere potenzialmente efficace per alleviare alle parti minori quasi tutte le altre condizioni psichiatriche citate, tra cui schizofrenia, autismo e ansia. Ancora è troppo presto per saperlo con sicurezza Sì, la dieta chetogenica è un trattamento sicuro e incassa qualsiasi cosa dai suoi affetti. Cosa hanno concluso gli inquirenti:

"Sebbene questi studi sugli animali stiano mettendo la ricerca a fornire alcuni indizi promettenti, in generale le prove nell'uomo non sono sufficienti per formarsi un'opinione sull'efficacia o sulla mancanza di questo intervento nei disturbi mentali segnalati".

Questo non è insolito. In questi lunghi anni di esperienza, posso assicurarvi che ho visto diversi studi simili. La cosa buona è che, da poco, la scienza ufficiale accetta quanto la dieta chetogenica abbia effetti inaspettati e potenziali sorprendenti.

Voglio fermarmi qui alcuni secondi per evidenziare ciò che finisci di leggere. La dieta chetogenica aiuta le persone con disturbi psichiatrici, in particolare coloro che soffrono di depressione. Posso assicurare di cosa si tratta effettivamente, anche se non ho studi approvati dalla comunità scientifica. Come ho detto, l'ho visto con i miei occhi, ed è uno dei motivi principali di ciò che penso che la dieta chetogenica sia una filosofia di vita.

Tuttavia, ci sono un paio di teorie ufficiali sul perché la dieta chetogenica potrebbe aiutare a combattere la depressione.

Uno si concentra sulle proprietà antinfiammatorie della dieta. È noto che una dieta ricca di zuccheri (ad esempio, ricca di carboidrati) aumenta l'infiammazione nel corpo. E l'infiammazione è correlata (almeno ad alcune forme di) depressione e gli studi lo dimostrano:

-Le persone sperimentano più sintomi di depressione e ansia quando vengono somministrate citochine proinfiammatorie.

Livelli cronicamente elevati di infiammazione da condizioni mediche sono associati a tassi più elevati di depressione.

La neuroinfiammazione ha dimostrato di svolgere un ruolo fondamentale nello sviluppo della depressione.

Quindi, l'idea generale è che, a causa di ciò che la chetosi richiede una riduzione drastica della quantità di zucchero che si consuma, la dieta chetogenica potrebbe aiutare il corpo a ridurre l'infiammazione, che a sua volta allevia la depressione. In altre parole: quando i carboidrati raffinati e lo zucchero fungono da principale fonte di cibo del cervello, le vie nervose vengono sopraffatte dai radicali liberi e dal glucosio, esaurendo i nostri antiossidanti naturali interni e provocando un eccesso di ossidazione e infiammazione nel cervello.

Ma quando il cervello trae la sua energia dai chetoni, ne vengono prodotti meno. radicali liberi, che permette ai nostri antiossidanti naturali di neutralizzarsi facilmente senza esaurimento. I mitocondri, i "motori" delle cellule, possono funzionare in modo più efficace e i viaggi dai neurotrasmettitori attraverso le sinapsi possono essere più facili.

Un altro motivo principale per cui la dieta chetogenica potrebbe alleviare la depressione è che sembra aiutare il corpo a produrre quantità ottimali di GABA, il principale neurotrasmettitore inibitorio nel cervello. Il GABA è fatto dal glutammato, quello che è il principale neurotrasmettitore eccitatore del cervello. Affinché il tuo cervello funzioni correttamente, avrai bisogno di una quantità equilibrata di glutammato e GABA.

Tuttavia, con diete ad alto contenuto di carboidrati il cervello spesso non può convertire abbastanza glutammato in GABA perché sta indossando il glutammato Quale fonte di energia. Avere troppo glutammato e non abbastanza GABA porta alla neurotossicità e questo malfunzionamento sembra causare ciò che le persone comunemente chiamano "nebbia del cervello".

Ciò che è interessante è che, per ragioni non del tutto comprese, la chetosi sembra stimolare una maggiore produzione di GABA, riducendo la neurotossicità, schiarendo la nebbia cerebrale e (almeno potenzialmente) alleviando condizioni come ansia e depressione.

Confesso che mentre scriveva "ragioni che non so capiscono completamente" mi è scappato un sorriso. le cose non hanno bisogno di comprensione per funzionare, o almeno non sempre. il sole ci illumina ancor prima che sapessimo che è una stella. Allo stesso modo, sappiamo senza bisogno di dimostrarlo quando qualcosa è buono o cattivo per noi. Se la dieta chetogenica ha così tanto successo è proprio perché funziona.

Lasciamo così da parte per un attimo le ragioni scientifiche, e assumiamo che senza sapere perché la dieta chetogenica ha funzionato e ora il tè ti senti meglio e con più Energia. Che semplicemente so esaurito laggiù?

Il cibo è un semplice bisogno che inizia e finisce con lo stomaco vuoto o pieno? O il cibo fa parte di ciò che siamo?

Non c'è niente di più importante del tuo corpo, della salute del tuo corpo. Per secoli hanno cercato di convincerci del contrario. Certo, quello che lo spirito (o l'anima o quello che vuole dire) è importante, ma lo spirito cambia come cambia il nostro corpo. Il cambiamento proposto dalla dieta chetogenica è così radicale e rivoluzionario che, come può essere altrimenti, anche il tè porta a guardare la tua vita sotto altre ottiche. La leggerezza del tuo tè per il corpo porta una connessione più profonda con l'ambiente e con gli obiettivi della tua vita. Su questo non ho dubbi.

OTTO BENEFICI DELLA DIETA CHETO PER LA SALUTE

Tra i numerosi vantaggi di una dieta chetogenica ci sono i seguenti:

1) Perdi peso

Quello che già so menzionato, una dieta chetogenica permette che il corpo utilizzi i grassi, che altrimenti rimarrebbero accumulati, per generare l'energia necessaria. Pertanto, uno dei benefici più immediati è la perdita di peso.

La dieta chetogenica abbassa bruscamente i livelli di insulina, che è responsabile dell'accumulo di grasso. Quando lo fai, il corpo si trasforma in una specie di macchina specializzata nella combustione dei grassi.

È stato verificato da numerosi studiosi che cosa è la dieta ottiene risultati migliori rispetto ad altre diete dimagranti.

2) Aiutare a controllare la glicemia

Modificando completamente il tipo di dieta, i livelli di zucchero nel sangue nel sangue diminuiscono dal modo naturale. Alcuni studi scienziati hanno verificato quale sia la dieta chetogenica è il modo migliore per prevenire e controllare il diabete.

Pertanto, se sei diabetico o conosci qualcuno che lo è, la dieta chetogenica è un'opzione eccellente da considerare.

3) Focalizza la mente

Capita a molti che, dopo un'estenuante giornata di lavoro, finiscano sfiniti mentalmente e poi abbiano difficoltà a dormire, il che fa sì che il giorno dopo siano ancora stanchi, e quindi un circolo vizioso dal quale è difficile sfuggire.

Ecco perché la dieta chetogenica viene spesso utilizzata come forma di lotta contro l'affaticamento mentale e lo stress.

La concentrazione è direttamente correlata alla glicemia. Sta dicendo quanto più zucchero c'è nel nostro corpo, più duro sarà concentrato. Quando riduciamo l'assunzione di carboidrati, aiutiamo immediatamente un ciò che il nostro corpo so disfare dai grassi e migliorare le sue prestazioni intellettuali.

4) Aumenta l'energia e diminuisci la fame

Quando il nostro corpo ha Energia, l'impatto è evidente: tè ti sentirai rivitalizzato. e i grassi sono, per di più, il miglior carburante per il corpo, quelli che forniscono più sazietà. Pertanto, i risultati sono giorni più energici e con meno voglia di mangiare.

5) Colesterolo e pressione arteriosa

Le indennità di sussistenza chetogeniche migliorano i livelli di colesterolo, quello solitamente associato all'accumulo di grasso nelle arterie.

6) Eradicazione dell'acne

Coloro che iniziano una dieta chetogenica notano spesso incredibili miglioramenti nella tua pelle. uno studio scientifico mostra che l'infiammazione della pelle diminuisce quando i carboidrati vengono eliminati. Ciò è dovuto alla stretta relazione tra grasso e acne.

7) Controllo dall'epilessia

La dieta chetogenica è stata utilizzata per curare il diabete per almeno cento anni. epilessia. E questo per un semplice motivo: funziona.

Modificando la dieta, l'epilessia può essere controllata in modo sicuro dal tempo in cui vengono consumati meno farmaci.

8) Diminuire la resistenza all'insulina

Una dieta a basso contenuto di carboidrati ha benefici per coloro che devono abbassare i livelli di insulina. È bene ricordare che la resistenza all'insulina porta spesso al diabete.

Tutto questo è meraviglioso e sono solo alcuni dei benefici della dieta chetogenica. Ma, da dove cominciare? Realizza con Lascia i pani? O dovrò preparare pasti esotici che mi impiegheranno ore?

PER DOVE SI INIZIA?

Raggiungere il successo con una dieta chetogenica è più facile di quanto pensi. All'inizio, così tante informazioni possono confondere, ma con il tempo, quando le istruzioni vengono assimilate, la mancanza di carboidrati non è affatto strana.

In questo libro, ordinerò le informazioni più importanti sulla dieta chetogenica e le metterò a tua disposizione in modo semplice e diretto per non perdere tempo e ottenere così i tuoi benefici il prima possibile.

Da quando la dieta chetogenica ha cominciato ad essere utilizzata, all'inizio del secolo XX, sono innumerevoli le storie di successo. Migliaia e migliaia di persone che hanno cambiato per sempre la sua vita grazie ai benefici di una dieta a basso contenuto di carboidrati.

Ma non c'è bisogno di andare così indietro nel tempo. certo, conosci qualcuno Hai un amico o un parente che usa la dieta chetogenica, e se non lo conosci scoprilo e vedrai. Io stesso sono stato testimone da casi sorprendenti, da persone che non hanno modificato le loro abitudini alimentari, altrimenti anche, e questa è la cosa più importante, il loro modo di vivere.

Ricordo il caso di un uomo sulla quarantina che chiamerò Luis. La salute di Luis era alquanto peggiorata nonostante fosse giovane. Ero stanco a qualsiasi ora: si svegliava stanco, lavorava stanco e non riuscivo a dormire bene. La sua dieta era, come si suol dire, disastrosa, o almeno meno disordinata. Pranzavo e cenavo tardi, saltavo la colazione e mangiavo principalmente pane e derivati. Ricardo ha semplicemente preso quello che avevo a portata di mano e l'ho ingoiato, e a volte non è la cosa più salutare.

Le complicazioni sono iniziate quando Luis non poteva sentirsi bene in nessun momento della giornata. All'inizio erano crampi allo stomaco, poi una sensazione di pesantezza, come se avessi una palla nel petto. Gli antiacidi non funzionavano più e stavo per perdere la pazienza.

Dopo aver viaggiato negli uffici di vari specialisti, un famiglio ti ha consigliato di indagare sulla dieta chetogenica. Cosa succede di solito, al

All'inizio diffidava del metodo, gli sembrava strano e sconosciuto. Senza però, iniziò a indagare di cosa si trattasse. Leggi articoli, segnalati, consulta nutrizionisti specializzati e alla fine decide di provare con la dieta chetogenica.

A pochi mesi, Richard era un'altra persona. Sotto peso, so che si sentiva leggero, con molta energia, dormiva le stesse ore ma riposava meglio e, soprattutto, ha cambiato completamente la sua dieta. Di essere sedentario si allenava tre volte la settimana, entrando così in un circolo virtuoso in cui il tempo bastava e rimaneva, dove faceva molte più cose in meno ore. La dieta chetogenica divenne la sua nuova filosofia di vita.

Il caso di Richard è unico e pulsante da esso ciò che significa è dieta. Non stiamo parlando solo di dimagrire, si tratta di approfittarne di ciò che già hai nel tuo corpo e fino ad ora stavi perdendo. So tratta dall'essere intelligente, dal non soccombere in vista delle tentazioni dai carboidrati. Per disgrazia, il nostro mondo è ordinato in modo tale che il cibo sia solitamente una formalità, cosa che facciamo senza pensarci Tuttavia, se ci pensi un attimo e presti attenzione a ciò che mangi, vedrai che molti dei problemi che ti affliggono Vengono da una dieta povera. È una filosofia di vita semplice ma dal potere trasformante, ed è per questo che quelli di noi che diffondono la dieta chetogenica ci interessano così tanto che almeno tutti ne sono a conoscenza per poi prendere una decisione .

È probabile che il tuo caso sia simile a quello di Ricardo, e se sei arrivato a questo punto del libro è perché vuoi sapere come andare avanti, cosa dovresti fare esattamente. Allora bene, un tè di continuazione presentiamo i passaggi principali che dovresti seguire, continua per iniziare con una vita chetogenica. Sono cose basilari, semplici, che tè ti aiuteranno in un ordine e ti organizzeranno

- Controlla i tuoi carboidrati

Quando si tratta di eliminare i carboidrati, la stragrande maggioranza delle persone di solito pensa nella rete dei carboidrati, sta dicendo cosa influenza direttamente i livelli di zucchero nel sangue.

Sì, vuoi ottenere risultati più rapidi, meglio è limitare sia i carboidrati, netti che totali. L'ideale è mantenere sempre sotto i venti grammi di carboidrati netti e trentacinque grammi totali al giorno.

- Limita l'assunzione di proteine

Questo è un punto molto importante. Tuttavia, alcuni professionisti non ti danno l'enfasi necessaria. C'è quale limite Sì o Sì, il consumo di proteine, perché altrimenti avrai bassi livelli di chetosi. L'ideale sarebbe consumare meno da un grammo di proteine al giorno. Più avanti Vedremo di più su questo punto.

- Non preoccuparti del grasso

Grasso è spesso una parolaccia per chi vuole perdere peso. Questo è uno dei punti principali che la dieta chetogenica butta via per mescolare e trattare di nuovo. In realtà, il grasso è la più importante fonte di energia nel nostro corpo. Ecco perché è necessario integrare i grassi nel cibo quotidiano. Naturalmente, ci sono grassi buoni e grassi cattivi. ma lo vedremo anche in dettaglio più avanti.

- Acqua, acqua e ancora acqua

Forse l'hai sentito più di una volta dalla bocca di un nutrizionista, e se non te lo diciamo ora: bevi acqua, molta acqua, molta acqua, meno tre o quattro litri al giorno. Tè Sembra troppo? ti ci abituerai Per sempre chiudi una bottiglia con Acqua e bambino e poi bevi. L'idratazione è essenziale per regolare le funzioni vitali e aiuta anche a controllare la fame.

- Spuntini? Che cos'è?

È durato, ma ti dimenticherai dagli spuntini un po 'sani, gli snack o quello che vuoi dirgli. Che da mangiare quando so che la voglia di tè è una cattiva abitudine, e con il tempo vedrai che non ne hai bisogno e influisce negativamente sulla tua salute. Gli spuntini che mangi per gola ti porteranno ad avere picchi di insulina.

- Il digiuno è una buona idea

Il digiuno può aiutarti ad aumentare i tuoi chetoni. Come farlo? Ci sono fondamentalmente tre modi: puoi saltare i pasti (il migliore è la colazione o il pranzo), mangiare quanto ti serve in quattro ore (il resto del tempo che dedichi al digiuno) o fare una pulizia per uno o due giorni (si dice di non mangiare nulla in quel lasso di tempo).

- Dì di sì all'esercizio

Certo, l'esercizio è sempre salutare, anche con una dieta chetogenica. In questo caso ti consiglio di aggiungere una metà del tempo dagli esercizi al giorno. Non devono essere grandi sforzi: basta una breve passeggiata per regolare i livelli di zucchero nel sangue.

- Presta attenzione alle etichette

È buona abitudine guardare sempre le etichette dei prodotti che fanno la spesa. Quello che vedi a prima vista non è sempre quello che pensi. Alcuni alimenti presumibilmente sani nascondono carboidrati e altre sostanze di dubbia origine.

Se hai il coraggio, con queste piccole informazioni potresti iniziare con la tua dieta chetogenica. Per supposto quanto in più sai che è meglio, ma questi semplici punti devono essere per sempre nella tua mente al momento di andare al mercato o in cucina per preparare i tuoi pasti.

Può essere una buona idea fare delle brevi liste con questi consigli e metterle in frigo, almeno fino a quando non le assimilate.

PIANI DI ALIMENTAZIONE CHETOGENICA

Ora che sai in cosa consiste una dieta chetogenica, probabilmente ti preoccuperai di sapere esattamente cosa puoi mangiare e cosa no. In questo capitolo ti presenterò alcuni piani di alimentazione da una e due settimane, per chi mangia carne e per chi no, così puoi iniziare con la tua routine

All'inizio forse sono tutte nuove informazioni il tè provoca qualcosa da stress e ti chiedi se puoi vivere senza mangiare farina, senza provare pane o biscotti, cioè senza nutrirti come probabilmente hai fatto tutto il giorno. tutta la vita. Sarai soddisfatto? Quello che mangi ti basterà?

Prima di tutto, dovresti sapere che c'è un breve periodo di adattamento per iniziare la dieta. Dopotutto, il tuo corpo si è abituato ai cibi pieni di zucchero e carboidrati. Ma presto vedrai che, se elimini i cibi malsani, ti sentirai più soddisfatto per ore più lunghe e alla fine non avrai bisogno di carboidrati.

Poi ti passerò un elenco di pasti che potrai consultare in qualsiasi momento per verificare cosa puoi mangiare e cosa no. Se segui queste indicazioni alla lettera, senza dubbio raggiungerai i livelli di chetosi necessari affinché la dieta funzioni.

1) Cosa puoi mangiare

- ✓ Carni

Sì, non sono nemmeno vegetariani, non hai restrizioni alimentari, quindi puoi sfruttare l'ampia varietà di carni consentite in questa dieta.

Sono alcune di quelle carni: carne di bovino, pollo, tacchino, anatra, vitello, coniglio, maiale, montone, capra, fegato, prosciutto. Inoltre, puoi mangiare le uova

- ✓ Frutti di mare e pesce

Puoi mangiare tonno, salmone, sgombro, merluzzo, halibut, dorado, passera, pesce gatto, ostriche, gamberetti, locuste, cozze, vongole, granchi, calamari, polpi, anguille, pesce spada e luccio, tra gli altri.

- ✓ Grassi e oli

In quanto grassi, ricorda per sempre quali sono i saturi fondamentali quando si tratta di mantenere la tua energia al top

I migliori grassi sono quei burri derivati da arachidi, burro chiarificato, olio d'oliva, olio di cocco, olio di avocado, latte grasso, strutto e grasso d'anatra.

- ✓ La verdura

In una dieta chetogenica, dovrai prestare particolare attenzione a tutte le verdure non amidacee, soprattutto se crescono in superficie, poiché hanno meno carboidrati rispetto alle verdure che crescono sottoterra.

Tra le verdure migliori per ottenere la chetosi ci sono la lattuga, il cavolo cappuccio, gli spinaci, le olive, il pomodoro, la melanzana, la bietola, il cavolo cinese, il sedano, l'asparago, il cavolfiore, i broccoli, il cavolo cappuccio, il cetriolo, le scarole, l'erba cipollina, i peperoni rossi e verdi, i funghi, le zucchine, i cavolini di Bruxelles ei fagiolini.

- ✓ Latticini

Quello che già so accennato, i grassi sono fondamentali in una dieta chetogenica. e in tal senso, i latticini ricchi di grassi giocheranno una carta fondamentale nella vostra dieta.

Si consiglia di consumare formaggi a pasta dura in genere: parmigiano, cheddar, gouda, groviera, pecorino, omental, provolone, mozzarella, ecc.

Tra i formaggi molli, il top è il brie, il formaggio fresco, la mozzarella in feta, tra gli altri.

Molto buono anche il formaggio di capra, oltre alla crema di formaggio, alla ricotta, al gorgonzola, alla fontina, alla ricotta e alla panna acida.

- ✓ Frutta

In generale, i frutti fanno bene alla salute. Ma con una dieta chetogenica dovresti mangiare solo ciò che ha poco zucchero, ad esempio fragole, mirtilli, more, lamponi, more, ciliegie, limone e rabarbaro.

- ✓ Noci e semi

Noci e semi saranno i tuoi migliori amici d'ora in poi. Avere molti grassi buoni e pochi carboidrati. Cosa chiedere di più a loro? Per sempre dovresti optare per le varietà semplici, sta dicendo a quelle che vengono crude, e non quelle con zucchero o condimenti.

In questo punto lo so consiglia di consumare noci di macadamia, noci pecan, mandorle, pignoni, noci, arachidi, nocciole, noci del Brasile, burro di noci senza zucchero, semi di chia, semi di lino e semi di canapa.

- ✓ Le bevande

Oltre a litri e litri di acqua, puoi incorporare nella tua dieta chetogenica molte bevande a basso contenuto di zucchero che ti forniranno abbastanza idratazione, oltre a antiossidanti ed elettroliti.

Insomma, dovresti bere acqua, succo di limone o lime, tè di ogni tipo (sempre senza zucchero), caffè, vino rosso (con moderazione), o acqua di cocco (senza zuccheri aggiunti).

- ✓ Farina e derivati

Sì, hai letto bene: puoi mangiare farina con una dieta chetogenica, ma fatta con noci e fibre, mai cereali.

Tra le farine consentite ci sono quelle di cocco, mandorla e buccia di psillio.

- ✓ Spezie

Tra le spezie, puoi condire i tuoi pasti con curcumina, aglio, zenzero, basilico, coriandolo e altri.

2) Cosa NON puoi mangiare

Questa è forse la parte più scoraggiante, quella che mostra ciò che non puoi più mangiare se vuoi raggiungere la chetosi. Ecco perché l'ho posizionato dopo l'elenco di quelli consentiti, così puoi controllare che ce ne siano molti meno.

Non dimenticare che l'obiettivo di una dieta chetogenica è limitare il consumo di carboidrati. In altre parole, i carboidrati non potranno superare il 5% delle calorie, mentre il 75% del cibo dovrebbe provenire dai grassi.

Frutta e verdura, ad esempio, che sono incluse nell'elenco degli alimenti consentiti hanno carboidrati, ma pochi e con molti nutrienti. Sta dicendo cosa devi rimuovere gli alimenti con grandi quantità dai carboidrati, cosa sono sottomessi a un processo per rimuovere i grassi e quelli che sono trasformati o hanno additivi.

Qui vi presento l'elenco degli alimenti che sotto nessun punto di vista si possono ingerire.

- Pane e altri prodotti da forno (pane bianco, pane integrale, cracker, biscotti e muffin).

- Dolci e alimenti con zucchero (ghiacciate, caramelle, sciroppo d'acero, sciroppo d'agave e zucchero di cocco).
- Bevande con edulcoranti (rinfreschi, succhi, tè zuccherati e bevande sportive).
- Pasta (spaghetti e tagliatelle in genere).
- Cereali e prodotti derivati (grano, riso, avena, cereali e tortillas).
- Verdure che contengono amido (patate, patate dolci, zucche, mais, piselli).
- Fagioli e legumi (fagioli neri, ceci, lenticchie e fagioli).
- Frutta (agrumi, uva, banane e ananas).
- Salse con carboidrati (in speciali condimenti zuccherini per insalate).
- Alcune bevande alcoliche (birra e bevande zuccherate).

Inoltre, dovresti evitare tutti i tipi di grassi malsani, come la margarina e gli oli vegetali (colza e mais). Dimenticate anche i cibi lavorati: addio ai fast food (credetemi che in breve tempo non mancherete affatto), e addio alle carni lavorate (ad esempio gli hot dog).

Infine, fai attenzione ai cosiddetti "alimenti dietetici" che nascondono dolcificanti o conservanti artificiali.

La lista della spesa chetogenica

È ora di andare al mercato e ti trovi di fronte a centinaia e centinaia di prodotti di ogni tipo e dimensione. A quel punto, probabilmente ti sei dimenticato o hai confuso le liste sopra. Non preoccuparti. A sotto ho preparato una lista della spesa perfetta per una dieta chetogenica, quindi quando vai a fare la spesa hai tutto registrato e fatto.

Va notato che queste diete sono progettate con lo scopo specifico di aiutare le persone che stanno appena iniziando una dieta chetogenica. Sono un modo stimato di ordinare il cibo e possono variare a seconda del sesso, del peso e delle esigenze specifiche di ciascuno. se vuoi una dieta adatta al tuo corpo e alla tua mente, è meglio cercare un dietista professionista.

Fatta questa precisazione, vi presentiamo alcune opzioni interessanti affinché possiate annotarvi sulla vostra lista della spesa e poter svolgere la dieta.

1) Elenco per una dieta chetogenica standard

- ✓ Carne e uova

Uova ruspanti, salmone, pancetta, carne (tagliata a piacere), carne macinata, salame, maiale, polpette di pollo, pollo arrosto, salmone affumicato.

- ✓ Verdura e frutta

Spinaci, funghi, mirtilli, petto di pollo, cuori di carciofo, pomodori, verdure miste, avocado, coriandolo, cetriolo, zucca, rucola, basilico, fragole, mirtilli, more, lamponi, cavolo cappuccio, ravanelli, limoni, asparagi, zucca.

- ✓ Grassi e oli

Olio d'oliva, olio di cocco, olio di avocado, burro.

- ✓ Formaggio e latticini

Brie, formaggio Camembert, crema di formaggio, formaggio a pasta filata, parmigiano, ricotta.

- ✓ Spezie e condimenti

Cremor tartaro, sale, pepe, curcuma, spezie a scelta, maionese.

- ✓ Noccioline

Noci di macadamia, mandorle (intere e affettate), noci del Brasile, noci, pinoli.

- ✓ Altri

Farina di cocco, crema di cocco, caffè, farina di mandorle, fibra di avena.

2) Elenco per una dieta chetogenica vegetariana

Alternative al tofu di carne, soia, tempeh.

- ✓ Verdura e frutta

Spinaci, funghi, mirtilli, cuori di carciofo, pomodori, lattuga, verdure miste, avocado, coriandolo, cetriolo, zucca, rucola, basilico, fragole, more, lamponi, cavolo cappuccio, ravanello, limoni, asparagi, zucca.

- ✓ Grassi e oli

Olio d'oliva, olio di cocco, olio di avocado, burro.

- ✓ Formaggio e latticini

Brie, formaggio Camembert, crema di formaggio, formaggio a pasta filata, parmigiano, ricotta, formaggio di capra.

- ✓ Spezie e condimenti

Crema tartara, sale, pepe, curcuma, spezie qb, maionese.

- ✓ Nocciolinee

Noci di macadamia, mandorle (intere e affettate), noci del Brasile, noci, pinoli.

- ✓ Altri

Farina di cocco, crema di cocco, caffè, farina di mandorle, fibra di avena.

Esempi di diete chetogeniche

Bene, hai già i cibi consentiti e proibiti, hai la tua lista della spesa, sei andato al mercato, hai quello che ti serve... e adesso? Poi un da mangiare.

La Domanda sarebbe: in che ordine mangiamo tutto questo? O come ci combiniamo? Mettiamo la maionese alle mandorle? Abbiamo cenato un prezzemolo fritto in olio di cocco? Sì, tutti questi alimenti possono sembrare difficili da abbinare, ma con queste ricette che condividerò con voi vedrete che ci sono tante varianti.

Dieta chetogenica per una settimana

Iniziamo a mangiare. Questo menù che vi presento ha meno di 50 grammi di carboidrati al giorno. Per raggiungere la chetosi probabilmente dovrai consumare ancora meno carboidrati. Come si dice, ogni corpo è un Mondo a parte.

Prendi questo menù come preventivo, un'idea generale che può essere modificata in base alle esigenze di ogni persona.

- Lunedi

Colazione: due uova fritte nel burro servite con verdure saltate.

Pranzo: Un hamburger con formaggio, funghi e avocado con verdure.

Cena: braciole di maiale con fagiolini saltati in olio di cocco. Martedì

- Martedì

Colazione: Tortilla ai funghi.

Pranzo: Insalata di tonno con sedano e pomodoro con verdure. Cena: pollo alla griglia con salsa di panna e broccoli saltati.

- Mercoledì

Colazione: peperoni ripieni di formaggio e uova.

Pranzo: Insalata di rucola con uova sode, tacchino, avocado e formaggio blu.

Cena: salmone alla griglia con spinaci saltati in olio di cocco. Giovedì

- Giovedì

Colazione: Yogurt completo ricoperto di big wave.

Pranzo: tritare con riso con cavolfiore, formaggio, erbe aromatiche, avocado e salsa. Cena: bistecca di manzo con broccoli e formaggio.

- Venerdì

Colazione: uova al forno e avocado. Pranzo: insalata Caesar con pollo.

Cena: costolette di maiale con verdure.

- Sabato

Colazione: toast di cavolfiore con formaggio e avocado. Pranzo: Hamburger di Salmone senza pane con pesto.

Cena: Polpette servite con tagliatelle di zucchine e parmigiano.

- Domenica

Colazione: budino di chia con latte di cocco ricoperto di cocco e noci.

Pranzo: Insalata di verdure, uova sode, avocado, formaggio e tacchino.

Cena: pollo al curry con cocco.

Dieta chetogenica per due settimane Settimana 1

- Lunedi

Colazione: Tortilla con due uova, spinaci e funghi, cotta nell'olio di cocco.

Antipasto: una manciata di mirtilli.

Pranzo: Insalata di pollo con cuori di carciofo, pomodori, verdure miste, uovo sodo, olio d'oliva.

Cena: Salmone in padella e un'insalata verde mescolata con avocado e olio di olive.

- Martedì

Colazione: due uova fritte in olio d'oliva e 1/2 avocado con salsa di pomodoro e coriandolo.

Antipasto: formaggio a pasta molle con fette di cetriolo. Pranzo: lattuga e pomodoro.

Cena: carne macinata e salsa di pomodoro fatta in casa. Mercoledì

- Mercoledì

Colazione: Pancetta classica e uova cotte nel grasso di pancetta. Antipasto: una manciata di noci macadamia.

Pranzo: Piatto di roast beef, brie, rucola, pesto e olive.

Cena: Insalata di gamberi, pomodoro e avocado con olio di oliva e limone.

- Giovedì

Colazione: Frittata con broccoli.

Antipasto: sedano e burro di arachidi.

Pranzo: affettato di tacchino, mandorle, avocado, cetriolo, mirtilli. Cena: costolette di agnello con burro alle erbe.

- Venerdì

Colazione: uova strapazzate al burro con pomodoro e coriandolo e crema di latte a parte.

Antipasto: peperoni verdi con crema di formaggio.

Pranzo: Salame e maionese, formaggio a listarelle, ravanelli, avocado e olio d'oliva.

Cena: panino con insalata di lattuga con pollo e pomodoro.

- Sabato

Colazione: uova sode con maionese. Antipasto: ciccioli di maiale.

Pranzo: Insalata di pollo con verdure e olio d'oliva. Cena: pollo arrosto e insalata di cavolo con maionese.

- Domenica

Colazione: Melanzane sigillate in olio d'oliva, condite con uova fritte. Antipasto: chips di zucchine fatte in casa.

Pranzo: salame, peperone arrosto, insalata verde mista. Cena: Salmone al forno con pesto e cavolini di Bruxelles.

Settimana 2 lunedì

- Lunedi

Colazione: allevatori di uova (uovo fritto con salsa di pomodoro e avocado Y

panna acida a parte).

Antipasto: una manciata di fragole.

Pranzo: involtini di peperoni e crema di formaggio, fettine di sedano e pomodorini, mandorle.

Cena: Carne di manzo in salsa di panna al vapore.

- Martedì

Colazione: polenta al cocco condita con lamponi. Antipasto: Fetta di formaggio spalmata di burro.

Pranzo: Sandwich di pancetta, avocado e cipolla francese con pane di nuvola, mandorle e mirtilli.

Cena: maiale in padella. Mercoledì

- Mercoledì

Colazione: frullato di more e fragole con latte di cocco e succo di limone.

Antipasto: Fetta di prosciutto fresco e formaggio, arrotolata insieme.

Pranzo: due uova cotte, formaggio a listarelle, fette di avocado, cetriolo, cagliata, panna.

Cena: Polpette di pollo cucinate con parmigiano.

- Giovedì

Colazione: due uova fritte su cavolo riccio saltate in olio d'oliva. Antipasto: burro fuso nel caffè.

Pranzo: Insalata di tonno con verdure miste e molto olio d'oliva, con una manciata di lamponi.

Cena: pollo saltato in olio d'oliva con cavolo cappuccio. Venerdì

- Venerdì

Colazione: frittelle di mirtilli (uova + crema di formaggio + burro

+ farina di mandorle + fibra di farina d'avena + buccia di limone + polvere di cottura + mirtilli).

Antipasto: Sedano e crema di formaggio.

Pranzo: pollo e broccoli saltati in padella, due pezzi di formaggio, sedano e salsa di panna.

Cena: Sabato asparagi e brie avvolti nella pancetta

- Sabato

Colazione: uova al forno con pomodoro e salsiccia. Antipasto: cetriolo e maionese.

Pranzo: Piatto di salmone affumicato e avocado. Cena: insalata di avocado.

- Domenica

Colazione: Smoothie verde (avocado + cetriolo + spinaci + prezzemolo + semi di canapa + curcuma + limone).

Antipasto: una manciata di noci del Brasile.

Pranzo: Sandwich di insalata di pollo con pane di noci, noci di macadamia e more.

Cena: lasagne di zucchine (carne macinata + mozzarella + parmigiano + fettine di zucchine).

Dieta chetogenica vegetariana

I vegetariani avranno ovviamente più restrizioni. Pertanto, è importante consumare le proteine necessarie, che possono essere ottenute nei semi di soia, nel tofu o nel tempeh (che non è altro che semi di soia fermentati).

Sì , sei vegetariano e vuoi fare la tua dieta, l'ideale sarebbe consultare un nutrizionista o un dietista.

Settimana 1

Lunedi

Colazione: Tortilla di due uova con spinaci e funghi, cotta in olio di cocco

Antipasto: una manciata di mirtilli.

Pranzo: Insalata di melanzane con cuori di carciofo, pomodori, verdure miste, uovo sodo, olio d'oliva.

Cena: tofu in padella e un'insalata verde mescolata con avocado e olio d'oliva.

- Martedì

Colazione: due uova fritte in olio d'oliva e 1/2 avocado con salsa di pomodoro e coriandolo.

Antipasto: formaggio a pasta molle con fette di cetriolo. Pranzo: tofu e pomodoro fritto.

Cena: funghi e salsa di pomodoro fatta in casa. Mercoledì

- Mercoledì

Colazione: Uova cotte in olio di cocco con asparagi e peperoni arrostiti

Antipasto: una manciata di noci macadamia. Pranzo: Piatto di tempeh, brie, rucola, pesto e olive.

Cena: Insalata di formaggio di capra, pomodoro e avocado con olio d'oliva e limone.

- Giovedì

Colazione: Frittata con broccoli.

Antipasto: sedano e burro di arachidi.

Pranzo: tofu condito, mandorle, avocado, cetriolo e mirtilli Cena: funghi portobello arrosto con burro alle erbe e broccoli. Venerdì

- Venerdì

Colazione: uova strapazzate al burro con pomodoro e coriandolo e panna a parte.

Antipasto: peperoni verdi con crema di formaggio.

Pranzo: cavolfiore e maionese, formaggio a pasta filata, ravanelli, avocado e olio di olive.

Cena: Insalata verde mista a pomodoro, funghi e melanzane cotte in olio d'oliva.

- Sabato

Colazione: uova sode con maionese. Antipasto: fette di cetriolo e avocado.

Pranzo: Insalata di mandorle a fette con verdure e olio d'oliva. Cena: Piatto di verdure grigliate con formaggio.

- Domenica

Colazione: Melanzane sigillate in olio d'oliva, condite con uova fritte. Spuntino: chips di zucchine fatte in casa.

Pranzo: formaggio fritto, peperoni arrosto, insalata mista. Cena: Portobello al forno con pesto e cavolini di Bruxelles

Settimana 2

- Lunedi

Colazione: allevatori di uova (uovo fritto con salsa di pomodoro e avocado e panna acida sul lato).

Antipasto: una manciata di fragole.

Pranzo: fette di zucchine arrosto e involtini di crema di formaggio, fette di sedano e pomodorini, mandorle.

Cena: tofu in salsa di panna e zucchine al vapore. Martedì

- Martedì

Colazione: porridge di cocco (farina di cocco + uovo + olio di cocco) cocco + crema di cocco mescolata in padella) coperture con lamponi

Antipasto: Fetta di formaggio spalmata di burro.

Pranzo: sandwich di pomodoro, avocado e cipolla francese con nuvola di pane, mandorle e mirtilli.

Cena: tofu fritto con asparagi al vapore.

- Mercoledì

Colazione: frullato di more e fragole con latte di cocco e succo di limone. Antipasto: insalata di cavolo.

Pranzo: due uova cotte, formaggio a listarelle, fette di avocado, cetriolo, crema di cagliata.

Cena: Polpette di tofu con parmigiano. Giovedì

- Giovedì

Colazione: due uova fritte su cavolo riccio saltate in olio d'oliva. Antipasto: burro fuso nel caffè.

Pranzo: Arrosto di funghi con verdure miste e molto olio d'oliva, una manciata di lamponi, mandorle.

Cena: fagiolini cremosi con limone e cavolo arrosto. Venerdì

- Venerdì

Colazione: frittelle di mirtilli a basso contenuto di carboidrati (uova + crema di formaggio + burro + farina di mandorle + fibra di farina d'avena + scorza di limone + lievito in polvere + mirtilli).

Antipasto: Sedano e crema di formaggio.

Pranzo: Broccoli e tempeh saltati in padella, due pezzi di formaggio, sedano e salsa di panna.

Cena: Asparagi e brie avvolti in melanzane. Sabato

- Sabato

Colazione: uova al forno con pomodoro e avocado. Antipasto: cetriolo e maionese.

Pranzo: Piatto di uova alla diavola e avocado.

Cena: insalata di broccoli fritti con burro e avocado. Domenica

- Domenica

Colazione: Smoothie verde (avocado + cetriolo + spinaci + prezzemolo + semi di canapa + curcuma + limone).

Antipasto: una manciata di noci del Brasile.

Pranzo: Panino di funghi e pesto saltato in padella con pane di nuvola, noci di macadamia, more.

Cena: Lasagne alle zucchine (mozzarella + parmigiano + fettine di zucchine).

Qui finisce il capitolo sui menu, ma ciò non significa che non ci siano molte altre opzioni. Puoi prendere le liste sopra e combinarle come meglio credi, cercando sempre di mangiare la maggior varietà di cibi possibile. Si stima che il periodo di adattamento duri una settimana, da quel momento in poi non ti mancheranno più i tuoi soliti cibi e ti sarà naturale mangiare in questo modo.

RICETTE DA OGNI TIPO PER TE DIETA CHETOGENICA

Al giorno d'oggi, la dieta chetogenica gode di una popolarità prima sconosciuta. Si potrebbe anche dire che ha cambiato per sempre il modo di cucinare e pensare al cibo per migliaia e migliaia di persone. Il maggiore scomodo di solito è ciò che molti dal cibo chetogenico non so Sono facilmente disponibili o alquanto costosi.

Per questo è necessario chiudere per sempre alcune ricette per impostare i nostri pasti cheto. In questo capitolo esamineremo le preparazioni più gli strumenti al momento per prepararti la colazione, il pranzo o la cena.

1. Pollo istantaneo

Ricca, cremosa e ricca di sapore, questa ricetta di pollo è senza dubbio una delle preferite da tutte le famiglie.

Il pollo in pentola istantaneo è davvero molto facile da preparare. Ha solo formaggio cremoso di pollo, formaggio cheddar, pancetta, erba cipollina e condimenti a piacere. Il risultato è un pasto cremoso e gustoso, la prova inconfutabile che non c'è bisogno di complicare perché un pasto sia squisito.

Un'altra cosa positiva è che questa ricetta può essere fatta sia con pollo congelato che scongelato. Sta dicendo cosa Sì, hai dimenticato di scongelare il pollo, non c'è nessun problema. Singolo dovresti metterlo in una pentola e cuocerlo cinque minuti in più che se fosse scongelato.

Inoltre, questa ricetta ci consente di utilizzare il pollo avanzato da un altro pasto. Supponiamo che tu abbia cucinato un pollo arrosto e che tu abbia degli avanzi, o che tu abbia preparato troppi petti di pollo per i tuoi ospiti. per questo motivo, il pollo avanzato è l'ideale per cucinare con questa ricetta.

Il pollo in pentola istantaneo può essere consumato anche il giorno successivo, quindi non perdertelo. e What Yes out bit, ci sono moltissime forme da cucina questo pollo. Puoi, ad esempio, usare una pentola di coccio a fuoco basso al mattino e averla pronta per cena.

Se decidi di cuocere a fuoco lento il pollo in pentola istantaneo, dovresti fare quanto segue: aggiungere il pollo e la crema di formaggio in una pentola, quindi sbattere nell'acqua con l'aceto, l'erba cipollina, un po' di aglio in polvere, la cipolla in polvere, il peperoncino tritato, il sale e pepe nero, e versate tutto questo sopra il pollo.

Certo: per questa ricetta devi avere pazienza. Il pollo dovrebbe essere cotto a fuoco lento per otto ore. Il pollo viene quindi rimosso e tritato. rimetterlo nella pentola e aggiungere il formaggio cheddar. Nel frattempo, in una teglia conosco da cucina la pancetta fino a renderla croccante. Aspettiamo che la pancetta si raffreddi e poi la grattugiamo e la mettiamo sopra il pollo.

Se ti stai chiedendo come sminuzzare i petti di pollo, la risposta è che ci sono vari metodi e tutti sono abbastanza semplici. Una buona idea è sminuzzare il pollo quando è caldo, ma non così tanto da bruciarlo. In questo modo il pollo si staccherà più velocemente.

Il primo metodo è aggiungere il pollo nella ciotola di un mixer, accenderlo e sbriciolare il pollo. Altro metodo è aggiungere al pollo una ciotola abbastanza grande da sbattere il pollo a bassa velocità con un mixer elettrico Manuale. Inoltre, puoi indossare un robot da cucina dotato di una lama buona e affilata.

Se nessuno di questi metodi funziona per te, prova un frullatore ad alta velocità. velocità. Devi solo posizionare il pollo e sminuzzarlo più volte. Ma magari è tuo sia rustico, e in tal caso ti consigliamo il metodo dei due titolari. In cosa consiste? Basta mettere i petti di pollo ancora caldi in una tavola da tagliare e bucare il mozzo di un pezzo di pollo con una forchetta. Poi, con un'altra forchetta, lo sbriciolate con pazienza.

Per quanto riguarda gli ingredienti istantanei del pollo, ovviamente sono tutti a basso contenuto di carboidrati e ti aiuteranno a raggiungere la chetosi.

2. Pollo all'aglio e limone

Il pollo all'aglio e limone è un'altra grande idea per un pasto semplice a basso contenuto di carboidrati. carboidrati e squisito tè Sì, qualcosa di leggero per l'estate. Il Risultato è una ricetta tenera, succosa e con tanto, ma tanto gusto.

Y è meglio è quello che puoi configurarlo in appena trenta minuti. È unico Quello che ci vuole è una buona pentola a pressione per cucinare pollo tenero e succoso, accompagnato da una deliziosa salsa di limone, aglio e burro, tutti ingredienti semplici e gustosi.

Potete accompagnare la ricetta con arrosti di asparagi, sia con broccoli, cavolfiori e fagiolini. Potete aggiungere anche eventuali verdure al vapore o arrostite Metti alla prova la tua creatività, sicuramente non te ne pentirai.

La prima cosa da fare è condire il pollo con sale, pepe nero, peperoni affumicati e sfoglie del Cile (questo è facoltativo). Puoi indossare le cosce o il petto di pollo? Per me è più gustoso con le cosce di pollo perché il risultato è più succoso e più tenero, anche se anche il petto fa miracoli.

Successivamente, mettete il pollo piccante in una pentola a pressione e saltatelo. Una volta dorate, aggiungete il burro, le cipolle, l'aglio, il limone grattugiato, il succo di limone, il brodo di pollo e la panna. Chiudi il coperchio e lascia che la pentola faccia il resto del lavoro.

3. Funghi ripieni di granchio con crema di formaggio

La salsa di granchio è una delle cose più squisite che abbia mai assaggiato in vita mia. Inoltre, mi sono sempre piaciuti i funghi ripieni, e accompagnati dal granchio tornano dieci volte superiori. Il Risultato è un ripieno liscio e gustoso, dal gusto gradevole un granchio che non è per niente invasivo. Se a questo aggiungiamo una generosa copertura di formaggio grattugiato, si potrebbe dire che questo è uno dei miei cibi preferiti.

Come si prepara questa ricetta? Un ripieno di granchio e formaggio viene preparato con la crema e poi messo in cappelle di funghi. Questa preparazione viene messa direttamente in forno fino a quando diventa tenera. Per fare il ripieno, dovete utilizzare parti uguali di polpa di granchio e crema di formaggio, insieme ad Aglio, Origano, Peperoni, Sale e Pepe. A cottura ultimata so che potete aggiungere del parmigiano grattugiato finemente. Come tutti sappiamo, aggiungere il formaggio ai pasti è sempre una buona idea.

Un consiglio: è più facile fare il composto se la crema di formaggio è morbida. Per questo vi consiglio di portare la crema di formaggio dal frigorifero al meno un'ora prima di iniziare la preparazione della ricetta. se non avete tempo neanche pazienza, potete anche mettere la crema di formaggio nel microonde per una decina di secondi fino a quando non sarà morbida.

4. Ricetta facile per la zuppa di pomodoro

Questa è un'altra delle mie ricette preferite. La zuppa cremosa di pomodoro è una delizia ovunque la guardi. E ancora di più se accompagnata da una nuvola di pane appena sfornata (trovate la ricetta del pane di nuvola qui sotto).

Una buona idea è aggiungere un po' di pesto alla zuppa di pomodoro, anche se potete usare anche solo basilico fresco e condire con origano. La feta, aggiunta per ultima, fa il resto.

Un piccolo consiglio: i pomodori sono solitamente un po' piccanti, quindi si consiglia di aggiungere mezzo cucchiaino di eritritolo alla zuppa per ottenere un migliore equilibrio tra i sapori.

INGREDIENTI

- 2 cucchiai di olio d'oliva o burro
- 1/4 tazza di cipolla tritata 2 spicchi d'aglio
- 1/2 cucchiaino di sale
- 1/8 cucchiaino di pepe nero
- 1 cucchiaino di pesto (facoltativo) 1/2 cucchiaino di origano secco
- 1 cucchiaino di basilico essiccato
- 10 pomodori senza buccia, senza semi e tritati Mezzo cucchiaino di eritritolo (facoltativo) 3 bicchieri d'acqua
- 1/3 di tazza di panna
- 2/3 di tazza di feta sbriciolata

ISTRUZIONI

Scaldare l'olio d'oliva a fuoco medio in una pentola capiente. Aggiungere la cipolla e far cuocere per due minuti, mescolando spesso. aggiungere l'aglio e cuocere per un minuto. Aggiungere i pomodori, il sale, il pepe, il pesto (facoltativo), l'origano, il basilico, il concentrato di pomodoro e l'acqua. far bollire e ridurre a bollore. Aggiungere l'eritritolo (facoltativo).

Quindi, cuocere a fuoco medio per una ventina di minuti, finché i pomodori non saranno teneri. Successivamente, aggiungere la feta e cuocere per un minuto.

Se necessario, puoi aggiungere sale. Ricorda che questo piatto va servito sempre caldo.

4. Salsa di burro al limone per pesce

La salsa al burro al limone è fatta con burro e limone. Oh sorpresa! La cosa che colpisce è che non è solo questo: è burro marrone con limone.

Cos'è il burro marrone? Comincio col dire che scoprire questo burro è stato un prima e un dopo nella mia vita. Senza esagerare. crea dipendenza dal cibo con tutto ciò che amiamo del burro potenziato con un incredibile aroma di noci tostate.

I francesi chiamano “Beurre noisette” il Burro Marrone, cosa significa “Burro di nocciola”. Questo potrebbe sognare strano, già quello che le nocciole non hanno nulla a che fare con questa ricetta. Ma quando lo preparerai, capirai perfettamente.

La cosa migliore è che la preparazione è molto semplice. Devi prima sciogliere il Burro, poi c'è quello che lascia riposare il Burro circa tre minuti, finché non diventa marrone e odora di noci. Questo viene mescolato con un po 'di succo di limone.

Abbastanza semplice, vero? Tuttavia, il burro marrone ha le sue complicazioni. Ad esempio, devi stare attento con l'intensità del fuoco, poiché può bruciare in pochi secondi.

Ecco alcuni suggerimenti per far sì che il burro marrone risulti perfetto:

-Utilizzare una padella a base d'argento o una piccola pentola in modo da poter vedere quando il burro cambia colore.

-Preparare la salsa al burro al limone prima del pesce in modo da potersi concentrare sulla preparazione. Rimane caldo fino a trenta minuti, ma se sei in ritardo e si solidifica bastano solo dieci secondi nel microonde per farlo sciogliere al suo stato originale.

-Non provare a fare la salsa al burro e limone nella stessa padella del pesce.

5. Insalata di avocado ripieni di pancetta e pollo

Questa è un'idea perfetta per il pranzo cheto. Si tratta di sani avocado ripieni carichi di una deliziosa insalata di pollo, avocado e pancetta, mescolati con una rinfrescante salsa al limone.

L'insalata di avocado ripiena di pancetta e pollo è un pasto facile e delizioso. sano quello che so preparare in pochi minuti, ed è particolarmente veloce da fare Sì, hai del pollo al forno avanzato o del pollo al girarrosto. È una ricetta perfetta per il pranzo o uno spuntino veloce e salutare.

Adoro gli avocado, adoro la pancetta e adoro il pollo, quindi è naturale che ami questa ricetta.

INGREDIENTI

- Per prepararlo, tutto ciò di cui avrai bisogno è:
- Avocado
- Petti di pollo cotti
- Bacon

- Cipolle verdi

Per quanto riguarda il condimento al limone, vi serviranno:

- Limoni
- Olio da oliva extra vergine
- Origano secco
- Sale e pepe

Per farcire gli avocado dovete tagliarli a metà, privarli del seme e della polpa per tagliarli a cubetti (con molta attenzione!). poi lo metti in una ciotola comoda e spremi un limone sugli avocado. Una volta fatto questo, tritare un po' di pollo cotto e aggiungerlo all'insalatiera. Cuoce la pancetta fino a che questa diventa croccante, si sbriciola e la si aggiunge con il resto.

Prendi da tre a quattro cipolle verdi e taglia le due parti a fette, bianche e verdi. Aggiungere le parti bianche dell'insalatiera e conservare le parti verdi per guarnire.

Condire l'insalata con il condimento al limone. Quindi prendi un cucchiaio e restituisci l'insalata preparata per svuotare i gusci di avocado.

Infine, coprire con un cucchiaio di yogurt, se lo si desidera, e decorare con prezzemolo secco e cipolle verdi.

6. Muffin al cioccolato!

Da solo pensarci Ho già voglia di mangiarli. i muffin al cioccolato bagnati, deliziosi e leggeri, sono sicuri che ti aiuteranno a frenare quella fastidiosa golosità.

Se i muffin al cioccolato vi sembrano familiari è perché sono più o meno simili a quelli serviti in qualsiasi ristorante, ma senza farina. Sono a basso contenuto di carboidrati, senza glutine e persino senza latticini. Sono anche molto facili da mescolare con ingredienti che probabilmente hai già a portata di mano.

Prima di continuare, Alcuni suggerimenti strumenti:

-Cuocere questi muffin in una teglia di silicone.

-L'uso dell'eritritolo al posto dello zucchero aiuta a farli assomigliare molto ai muffin con la farina

-Sì, si fanno i muffin delle dodici di dimensioni standard, è possibile all'occorrenza aumentare il tempo di cottura fino a quindici o diciassette minuti.

INGREDIENTI

- tazza di burro di mandorle 2/3 tazza di eritritolo
- cucchiai di cacao amaro in polvere Risparmia $
- cucchiai di burro di arachidi in polvere 2 uova grandi
- 1 cucchiaio di burro fuso o olio di cocco 2 cucchiai di acqua
- 1/2 cucchiaino di puro estratto di vaniglia 1 cucchiaino di bicarbonato di sodio
- 1/4 di tazza di gocce di cioccolato fondente da forno senza zucchero

ISTRUZIONI

- Preriscaldare il forno a fuoco forte. posizionare una teglia per muffin in silicone su una teglia per cuocere.
- In una ciotola capiente, mescolare il burro di mandorle, l'eritritolo, il cacao in polvere, il burro di arachidi in polvere, le uova, il grasso, l'acqua, l'estratto di vaniglia e il

bicarbonato di sodio. Mescolare finché tutti gli ingredienti non saranno ben amalgamati. Dovrebbe essere un impasto abbastanza denso. Aggiungere il cioccolato.

- Dividere il composto in modo uniforme e posizionarlo sulla teglia in silicone.
- Cuocere per 11 minuti. Togliere la teglia dal forno e metterla su una griglia a raffreddare per far raffreddare i panini. raffreddare prima di mangiare.

7. Cheesecake al cioccolato crudo a basso contenuto di carboidrati

Questa torta di formaggio con cioccolato grezzo è sotto i carboidrati ed è perfetta se stai cercando di evitare i latticini.

INGREDIENTI (per 16 persone) Corteccia:

- una tazza di noci (112 gr)
- una ⅓ tazze di farina di mandorle (134 gr)
- 1/4 di tazza di olio di cocco vergine (57 gr) 1/4 di cucchiaino di sale marino
- Ripieno:
- 3 tazze di anacardi crudi (390 gr), ammollati 12 ore o bolliti per 1 ora
- 3/4 tazza di latte di cocco in scatola (180 ml)
- 1/4 tazza + 3 cucchiai di olio di cocco vergine (100 gr) un cucchiaio di estratto di vaniglia senza zucchero (quindici ml) 1/2 tazza di cacao in polvere (35 gr)
- 3 cucchiai di succo di limone (45 ml) 1/2 tazza di eritritolo in polvere (80 gr) Condimento:
- 85 g tavoletta di cioccolato fondente (100% cioccolato) 1/3 tazza di latte di cocco (80 ml)

ISTRUZIONI

Mettere gli ingredienti per la crosta in un robot da cucina e formare un composto simile a un biscotto sbriciolato.

Quindi nello stesso robot da cucina (non è necessario pulirlo) Unire tutti gli ingredienti del ripieno e mescolare fino a ottenere un composto liscio. gentile, da due a cinque minuti.

Infine, versate il tutto sopra la crosta e mettete in freezer per due ore.

Trascorse queste due ore, versateci sopra la ganache e ricoprite il tutto con il cioccolato rimasto. congelare per un'altra ora prima di servire.

Puoi conservarlo in un contenitore ermetico nel congelatore per un massimo di un mese o conservare in frigorifero per un massimo di sette giorni.

8. Palline di proteine di burro di arachidi

Queste palline proteiche di arachidi a basso contenuto di carboidrati fatte in casa sono tra i miei snack salutari preferiti. Facili da realizzare, le palline proteiche si preparano senza cottura e si conservano fresche in frigorifero per giorni.

Sì, prendi un frullatore, avrai questo sandwich intelligente in appena dieci minuti. Se non hai un frullatore, possono volerci circa dodici minuti.

INGREDIENTI

- tazza di burro di arachidi cremoso non salato Risparmia $ 1½ cucchiaio di polvere dalle proteine della vaniglia
- ½ cucchiaino. estratto di vaniglia 1 cucchiaino. cannella

- cucchiaino Stevia
- 20 arachidi crude, senza sale

ISTRUZIONI

Mettere le arachidi crude in un frullatore e premere più volte fino a quando non si rompono Trasferirle su un piatto e metterle da parte. Mescolare il resto degli ingredienti in una ciotola fino a che liscio. Stendete l'impasto in quindici palline. Passate le palline nelle briciole di arachidi e adagiatele in una teglia foderata con un foglio di alluminio.

Riponete il preparato in frigorifero e lasciate riposare per almeno 20-30 minuti. Puoi conservarlo in frigorifero o nel congelatore in un contenitore sigillato per un massimo di sei settimane.

Mentre preparare queste palline di burro è relativamente facile, ci sono un paio di suggerimenti che dovresti tenere a mente:

1) Mescolare bene il burro di arachidi prima di usarlo. il barattolo di burro di arachidi spesso ha più olio sopra e più solidi nella parte inferiore, ciò che può rendere le palline di proteine troppo liquide o troppo secche se il burro non è misto di arachidi

2) Sì , il composto è troppo appiccicoso, mettetelo in freezer una decina di minuti prima di fare le palline.

9. Il magico e meraviglioso pane nuvola

È noto quanto i pani creano dipendenza e per quel risultato logico quale sia. Cosa ti manca di più quando inizi una dieta chetogenica? Per fortuna esiste una ricetta per fare il pane senza nemmeno usare mezzi, grammo medio di farina.

L'appetitoso pane nuvola ti toglierà dai guai più di una volta, soprattutto quando hai voglia di farine. Tutto il cibo entra, come chi dice, attraverso gli occhi, e quando vedrai il tuo primo pane nuvolato pronto non noterai la differenza con un pane normale.

Ti serviranno solo una manciata di ingredienti e pochi minuti per affinare La nuvola di pane. Prendi nota e divertiti.

INGREDIENTI

- 3 uova a temperatura ambiente
- 3 cucchiai di crema di formaggio, 1/4 di cucchiaino di cremor tartaro ammorbidito
- 1/4 di cucchiaino di sale

ISTRUZIONI

- Preriscaldare il forno a 300 gradi e foderare due teglie da cuocere con carta da forno
- Separare con cura gli albumi dai tuorli. Mettere gli albumi in una ciotola e i tuorli in un'altra.
- Nella ciotola dei tuorli d'uovo, aggiungere la crema di formaggio e mescolare con una frusta a mano fino a quando non sarà ben amalgamato.
- Nella ciotola degli albumi, aggiungere il cremor tartaro e il sale. Usando un manuale del mixer, miscelare ad alta velocità fino a quando ciò che so forma picchi rigidi.
- versate lentamente e aggiungete il composto di gemma e quello chiaro di uovo.
- Disporre il composto su una teglia preparata.
- Cuocere per trenta minuti, o fino a quando le parti superiori non saranno leggermente dorate.

- Fateli raffreddare (probabilmente si sbricioleranno un po' quando usciranno dal forno) e gustateli.

10. Biscotti al burro chetogenici

Sono i biscotti saranno l'accompagnamento perfetto per le vostre salse, creme spalmabili e condimenti preferiti. Sono burrosi e friabili, inoltre si uniscono a soli quattro ingredienti.

Non c'è panino più delizioso di un semplice formaggio spalmabile e dei cracker salati. È la perfetta combinazione di consistenza e sapore, inoltre le possibilità di combinazione sono davvero infinite.

I biscotti salati sono ideali per accompagnare qualsiasi ripieno tipico da biscotti salati sia semplicemente che cosa un panino. Il gusto è esattamente quello che ci si aspetterebbe da un biscotto di pasta frolla.

Inoltre, sono così facili da realizzare che ti chiederai perché non l'hai fatto. questi cookie prima.

Il tempo di cottura dei biscotti chetogenici di Burro varierà abbastanza a seconda di ciò che è sottile, per questo ti consiglio di tenerli d'occhio durante l'intero processo di cottura. Inoltre, più sono sottili, più diventano fragili, quindi cerca di avere un po' di spessore.

Nella sua ricetta singola che conosco usa il sale, ma puoi provare a mescolare i tuoi abbinamenti dai condimenti preferiti per cambiare il gusto dei biscotti. Una buona idea è provare l'aglio, il rosmarino e magari anche il basilico cosparso di parmigiano.

I biscotti che conosco si conservano a temperatura ambiente, in una ciotola sigillata, per almeno una settimana.

INGREDIENTI

- 8 cucchiai di burro salato ammorbidito (non sciolto) 2 albumi
- 2 1/4 tazze di farina di mandorle Sale qb

ISTRUZIONI

- Preriscaldare il forno a fuoco alto.
- In una ciotola capiente, mescolate il burro e la farina di mandorle utilizzando uno sbattitore elettrico a velocità medio-bassa.
- Aggiungere gli albumi e un pizzico di sale. Continuate a mescolare a bassa velocità fino a quando il composto non sarà omogeneo e otterrete un impasto piuttosto liscio.
- Arrotolare l'impasto Vieni in due fogli di carta da alluminio. prelevare lo strato superiore dalla carta e successivamente trasferire lo strato inferiore, con l'impasto steso, su una teglia. A seconda delle dimensioni della teglia per la cottura, è possibile che si debba lavorare Pezzo per Pezzo.
- Usando un coltellino o un tagliapizza, dovrai tagliare l'impasto in piccoli quadrati. Cospargete l'impasto di sale.
- Cuocere per 10-15 minuti o fino a quando i biscotti non assumono un colore marrone chiaro. Quindi togliere con cura dal forno e lasciare raffreddare.
- Potete gustare questi biscotti subito oppure conservarli in una ciotola con coperchio e conservarla a temperatura ambiente fino a una settimana.
- Metterli in frigorifero prolungherà la vita dei biscotti, ma potrebbe anche far perdere un po' della loro croccantezza.
- Di solito ci sono circa quattro biscotti per porzione. la dimensione esatta della porzione varierà a seconda dello spessore esatto dell'impasto e della dimensione dei biscotti.

ERRORI COMUNI IN UNA DIETA CHETOGENICA

Con il successo della dieta chetogenica sono arrivati anche produttori che promettono cure magiche cosa funzionano in trenta minuti, sia in polvere che integratori dietetici chetogenici che promettono ciò che puoi goderti dai tuoi cibi preferiti e comunque entrare in chetosi. Questi prodotti, che spesso vengono chiamati "chetoni esogeni", non sono proprio cattivi di per sé, ma non sono neanche buoni, soprattutto se non se ne controlla il consumo.

La promessa basata sul mangiare "quello che vuoi" e andare comunque a scuola chetosi è una semplice bugia. All'altro estremo ci sono le diete che suggeriscono di eliminare tutti i tipi di frutta e verdura, e di concentrare più che altro nel consumo di carne. Di quanto dovresti mangiare oggi? Carne. e mattina? Più carne. E il giorno dopo? Ancora più carne. indipendentemente dalla domanda che fai, per queste diete chetogeniche alternative la risposta sarà sempre la carne.

Il problema sarebbe il seguente: uno dei punti più positivi della dieta chetogenica è proprio quello di non fissare la dieta in un solo gruppo di alimenti. Non si tratta di mangiare pesce tutti i giorni, ma di variare l'alimentazione, dal mangiare pesce ma con le verdure. Altrimenti trascureremmo fattori estremamente importanti, come la quantità di nutrienti, il non mangiare cibi trasformati, ecc.

Man mano che i carboidrati che aumentano la glicemia vengono eliminati, stabilizza i livelli di zucchero e questo riduce i livelli di insulina, beneficiando successivamente di un altro ormone. Per sfortuna, quel percorso non è così chiaro e cambia secondo ogni persona. Ad esempio, il passaggio a una dieta chetogenica potrebbe anche influenzare in modo diverso gli ormoni.

Gli ormoni sono complicati e altri fattori che vanno oltre la dieta (come la qualità del sonno, i livelli di stress, lo stato nutrizionale del ritmo circadiano e la salute in generale) influiscono drammaticamente sul tuo corpo sia che diventi equilibrato o squilibrato.

Prendiamo ad esempio l'ormone dello stress cortisolo, che viene mantenuto nel suo livello più alto per la mattina e diminuisce gradualmente a è lunga la giornata. Gli scienziati stimano che le diete chetogeniche potrebbero aumentare questo ormone dello stress, ma entrano in gioco anche molti altri fattori, fattori che potrebbero non avere nulla a che fare con la tua dieta.

La ricerca sull'indennità di sussistenza chetogenica e sugli equilibri ormonali può essere complicata e talvolta anche inconcludente. Sebbene si sia tentati di dire che qualsiasi piano dietetico ben progettato può ottimizzare i livelli ormonali, la verità non è sempre così lineare o chiara.

prendiamo questi tre esempi da altri ormoni:

1. In che modo la dieta chetogenica influisce sull'insulina?

La ricerca scientifica al reset è Veramente conflittuale. Anche se chiunque potrebbe pensare che ridurre gli alimenti che attivano l'insulina nei carboidrati migliorerebbe la sensibilità all'insulina, che per sempre è VERO. Gli studi sui roditori hanno scoperto quanto, a breve termine, le diete chetogeniche aumentino l'intolleranza al glucosio e la resistenza all'insulina.

Gli scienziati ipotizzano anche che parte di questa resistenza all'insulina si verifica a causa dell'adattamento e una volta che il tuo corpo si adatta alla chetosi, diventa più sensibile all'insulina.

2. In che modo la dieta chetogenica influisce sulla grelina

Molte persone che fanno dieta che conosco si lamentano per gli affamati, dicono che è molto difficile far fronte alle prime fasi, che avvertono mal di testa e altri disagi dovuti alla mancanza di cibo.

La grelina è l'ormone degli affamati che tè dice che virgole. La ricerca mostra ciò che l'indennità di sussistenza chetogenica sopprime la grelina, mantenendoti più soddisfatto più a lungo. Questo ha perfettamente senso. mondo: quando mangi grassi e aggiungi calorie nella dieta, è improbabile che tu abbia fame

3. Come la dieta chetogenica influisce sull'ormone della crescita

Se sei una di quelle persone che vanno in palestra e sollevano pesi, con una dieta chetogenica potresti temere di perdere massa muscolare mangiando quantità maggiori a basso contenuto proteico. Ma non è esattamente così, poiché durante la chetosi il tuo corpo utilizza preferenzialmente i grassi anziché le proteine. L'ormone della crescita (un ormone anabolico a volte chiamato "la fonte dell'ormone della giovinezza", perché mantiene snelli e tonici) svolge un ruolo importante nella regolazione della crescita e dello sviluppo muscolare, stimolando la sintesi proteica muscolare.

Gli scienziati assicurano che una dieta molto povera di carboidrati con abbastanza proteine non influisca sui livelli di ormone della crescita, almeno a breve termine. Quindi, se ti alleni regolarmente, potresti considerare di aumentare leggermente il consumo di proteine durante i giorni dall'allenamento e integrarlo con un integratore di aminoacidi. La cosiddetta "chetosi ciclica", in cui si segue una dieta ricca di carboidrati durante le giornate dall'allenamento, costituisce inoltre una strategia intelligente per mantenere i muscoli sodi.

Ciò che conta davvero in questa materia è vedere come ti senti quando mangi in un modo particolare. Il tuo umore, i livelli di energia, i risultati di laboratorio e l'acuità mentale (per citarne alcuni) sono potenti indicatori del funzionamento di una dieta, sia a breve che a lungo termine. La consapevolezza del corpo è fondamentale. Ascolta il tuo corpo. E soprattutto: Sì, tè ti senti male, cerca l'aiuto di un professionista della medicina per aiutarti a scoprire la causa principale del tuo disagio o resistenza alla dieta. A volte bastano alcune piccole modifiche per andare avanti.

Ricorda quale singolo perché la tua celebrità preferita supporta una dieta non significa che dovresti provarla. Nessun piano funziona per tutti, e questo è doppiamente vero per le diete chetogeniche. Sebbene inizialmente possano portare alla perdita di grasso, le diete chetogeniche non sono mai state pensate per aiutare a perdere peso. In particolare Sì, questi mangiano troppe calorie, puoi essere in chetosi e non perdere peso (o addirittura aumentare di peso). Allo stesso modo, molte persone perdono peso perfettamente senza raggiungere la chetosi.

Se stai prendendo in considerazione una dieta chetogenica per altri motivi, come prevenire il rischio di malattie o avere più energia e aumentare il tuo mentale, tè ti suggerisco caldamente quale tè fai le seguenti domande:

-Quali sono i miei obiettivi a breve e lungo termine?

-Posso realisticamente ridurre i cibi più sani e ipercalorici? carboidrati per un periodo di tempo?

-Sono pronto ad affrontare l'influenza chetogenica e altri possibili inconvenienti in che misura il suo corpo passa dal glucosio al grasso (chetoni) come mia principale fonte di carburante?

-Posso gestire le eventuali restrizioni sociali di questo piano, come ad esempio non poter partecipare a pranzi e cene con alcuni cibi o bevande (alcolici) che piacciono ai miei amici?

-Lo so Si può seguire una dieta chetogenica ricca di grassi a lungo termine?

La risposta è l'ultima domanda è cosa Sì, puoi fare una dieta chetogenica in modo sano, ma richiede dedizione, pianificazione e sapere esattamente come farlo correttamente. Con troppa frequenza, vedo una persona ciò che so che ha torto e ottengo risultati potenzialmente disastrosi. Non è colpa della dieta, ma di come la applichiamo e di cosa ci aspettiamo da essa.

Altro errore comune quello che commettono i principianti è dimenticare di mangiare cibi ricchi di acidi grassi Omega 3. Anche se il grasso è più importante nella dieta, non dovresti limitarti a mangiare pancetta, formaggio e panna. Nella scelta dei grassi cercate sempre di inserire più omega-3, che si trova nel salmone, nelle sardine, nelle ostriche, nelle aringhe e nelle cozze (Sì, non il tè come i frutti di mare, potete prendere anche olio di fegato di merluzzo o olio di krill) .

Anche altri grassi sani possono essere una buona opzione. Puoi provare con avocado, olio d'oliva e semi come chia e semi di lino? Nessuno di questi alimenti è amico della chetosi, altrimenti ci sono anche grassi sani polinsaturi e monoinsaturi di cui il tuo corpo ha bisogno per esprimere il tuo pieno potenziale.

Ho anche visto molte volte che le persone che iniziano questa dieta non salano abbastanza il cibo. Dal momento che le persone consumano più sodio che mai con una dieta che include alimenti trasformati, probabilmente non sarai abituato a sentire che devi mangiare più sale. ma sulla dieta chetogenica, questo è necessario. L'eliminazione dai chetoni nessuno fa ciò che il corpo perde sodio, altrimenti cosa puoi consumare molto meno sale da tavola (che è composto per il 40 percento di sodio e per il 60 percento di cloruro) ora che hai eliminato la principale fonte di sale nello standard dietetico di molti paesi del mondo: alimenti confezionati e trasformati, inclusi pane, patatine, cracker e biscotti. La maggior parte delle probabilità è che se stai seguendo una dieta chetogenica dovrai preparare la maggior parte, se non tutti, i tuoi pasti e spuntini da zero, quindi la semplice risposta è salare tutto ciò che puoi.

Dovresti anche prestare particolare attenzione al consumo di verdure, che hanno molti carboidrati. E questo significa che devi stare attento alla quantità che mangi, anche con la lattuga. Se non stai attento, potresti consumare eccessivamente i carboidrati e quindi perdere la strada per la chetosi.

Tuttavia, è importante consumare le verdure, poiché contengono la fibra che previene la stitichezza, un potenziale effetto collaterale della chetosi. Sì, so badare alle porzioni e so contare bene i carboidrati, non dovrebbero esserci grossi problemi. Cerca opzioni non amidacee e cerca di rendere il tuo piatto più colori possibile per ottenere una grande varietà di sostanze nutritive. Alcuni esempi: sfoglie verdi, cetriolo, pomodoro, broccoli, cavolfiori, peperoni e asparagi.

Per ultimo, è davvero importante affrontare la giornata con il conteggio dei carboidrati e dimenticare quanto sia importante la qualità del cibo. Quando sembra che l'unico obiettivo di una dieta chetogenica sia ridurre drasticamente i carboidrati, il resto potrebbe sembrare una cattiva idea. Ridurre l'assunzione di carboidrati è qualcosa di buono, ma concentrarsi su prodotti di prima qualità quando il budget lo consente anche

aiutare a migliorare la propria Salute. Ciò significa scegliere alimenti ricchi di omega 3, come salmone, carni nutrite con erba, carni biologiche e snack integrali invece di alimenti trasformati.

Significa anche cercare di seguire una dieta equilibrata nel miglior modo possibile. incorporando molta frutta e verdura ricca di sostanze nutritive Quello che puoi. Molti professionisti del dietista non possono essere fan della dieta chetogenica perché può portare una carenza di nutrienti, ma dovresti sapere che questi nutrienti possono essere ottenuti perfettamente in questa dieta.

Per questo così tanto, sì, devi stare attento e non commettere errori, non dovresti avere problemi ad entrare in chetosi. Ricorda che la dieta chetogenica comporta un cambiamento nella tua mente, non si tratta solo di mangiare di meno o aggiungere verdure. È un approccio olistico che richiede cura e attenzione.

ORA DIPENDE DA TE

Potrei parlare della dieta chetogenica per ore e ore, ma eccola qui. importante è che tu conosca le basi e i fondamenti per poi iniziare a percorrere questo percorso da solo, che è assolutamente personale. nessuno può dirti cosa mangiare Il tuo corpo è il tuo corpo e solo tu sai cosa è meglio e come ti senti.

Quello che posso dirti è di non scoraggiarti. All'inizio può essere difficile, come nel caso di quasi tutto ciò che è buono nella vita. Non si tratta solo di lasciare il cibo dannoso a quello a cui, senza embargo, il tè hanno abituato fin dall'infanzia, ma anche di superare le paure e i dubbi, di fare una pulizia profonda, del corpo e dello spirito, di formattare le proprie abitudini e ricominciare da capo.

Cambiare non è facile. Da fatto, poche persone hanno il valore di farlo. Ma tu hai comprato questo libro e sei arrivato fin qui, quindi ti posso assicurare che hai già completato il passaggio più difficile, quello che va dall'ignoranza alla conoscenza.

Spesso quando si inizia una dieta chetogenica le persone dicono che le loro prestazioni fisiche sono influenzate, ma non è del tutto vero. Almeno non nel lungo periodo. A breve termine, è vero che potresti notare dei piccoli cali nelle prestazioni fisiche, ma questo diminuirà man mano che continuando a reintegrare liquidi, elettroliti e tè adattano l'assunzione dai grassi.

Sono stati condotti molti studi sull'esercizio e sui suoi effetti sulla dieta chetogenica. Ad esempio, c'è uno studio su ciclisti allenati che hanno seguito una dieta chetogenica per quattro settimane. I risultati mostrano che la resistenza aerobica non è stata affatto compromessa e che la loro massa muscolare era la stessa di quando hanno iniziato. Cioè, i loro corpi hanno adattato un passaggio dalla chetosi, limitando le prenotazioni dal glucosio e hanno utilizzato i grassi come fonte di energia prevalente.

C'è un altro studio eseguito su otto ginnaste professionisti che hanno ottenuto gli stessi risultati. Entrambi i gruppi sono stati alimentati con una dieta rigorosa a base di verdure verdi, proteine e grassi di alta qualità. Per questo tanto, anche se fai lunghi esercizi cardio, possiamo assicurarci che la dieta chetogenica non ti porti alcun inconveniente.

L'unico problema reale è ciò che la chetosi può causare un basso dalle prestazioni negli esercizi che richiedono un'azione esplosiva. Sì, hai bisogno di un breve aumento delle tue prestazioni, puoi mangiare 25-50 grammi di carboidrati una trentina di minuti prima dell'allenamento. Con questo, sarai in perfette condizioni.

Il tuo corpo è abituato alla semplice routine di scomporre i carboidrati e utilizzarli quale energia. Con il tempo, il corpo ha accumulato un arsenale di enzimi pronti per questo processo e ha solo pochi enzimi per affrontare i grassi, principalmente per immagazzinarli.

Improvvisamente il tuo corpo deve fare i conti con la mancanza di glucosio e l'aumento dei grassi, il che implica la creazione di un nuovo apporto di enzimi. Nella misura in cui il tuo corpo che conosco ha indotto una condizione chetogenica, utilizzerà naturalmente ciò che resta del suo glucosio.

Nella prima settimana, molte persone riferiscono dolori di testa, confusione mentale, vertigini dai tempi, questo è l'esito della pulizia dagli elettroliti, già quello che la chetosi ha un effetto diuretico. Ecco perché è importante bere molta acqua e mantenere l'assunzione di sodio.

Dopo averlo fatto, dovresti buttarlo fuori Salt assolutamente un tutto. Il sodio aiuta con la ritenzione idrica e per ricostituire gli elettroliti. Per la maggior parte, questa sensazione di intorpidimento temporaneo è il più grande pericolo a cui dovranno far fronte. Di solito è chiamata l'influenza cheto.

L'influenza cheto è un'esperienza molto comune per coloro che hanno appena iniziato, ma spesso scompare dopo alcuni giorni. e per di più ci sono modi per minimizzarlo o persino rimuoverlo. Per effettuare il passaggio alla chetosi, è molto probabile che tu senta un leggero disagio che include affaticamento, mal di testa, nausea, crampi, ecc. niente di cui preoccuparsi, niente che ti impedisca di andare avanti con la tua vita normalmente, ma è bene che tu sappia

Ci sono molte ragioni per la comparsa dell'influenza cheto, ma le due principali sono :

-La dieta chetogenica è in realtà un diuretico. Ecco perché tendi ad andare più in bagno per urinare, il che è attribuito alla perdita di elettroliti e acqua nel tuo corpo. Di solito puoi aiutare a combattere questo problema bevendo un secchio di brodo o una bevanda sportiva e aumentando l'assunzione di acqua. L'importante è reintegrare gli elettroliti già esauriti.

-Sei in transizione. Ricordalo sempre. Il tuo corpo è attrezzato per elaborare un'elevata assunzione di carboidrati e una minore assunzione di grassi. Da laggiù ciò per cui è necessario creare enzimi può raggiungerlo. Nel periodo di transizione, il cervello può rimanere senza energia, il che può causare vertigini, nausea e mal di testa.

Nel caso ti sentissi davvero male, cosa che non ho mai visto nei miei lunghi anni di esperienza, quello che dovresti fare è ridurre lentamente l'assunzione di carboidrati. Come ho detto, la pazienza è un punto chiave per il successo di questa dieta.

Successivamente, aumentando l'assunzione di acqua e sostituendo gli elettroliti, dovresti alleviare la maggior parte dei sintomi dell'influenza cheto. Per una persona media che ha appena iniziato e mangia circa 20-30 grammi di carboidrati netti al giorno, l'intero processo di adattamento dovrebbe richiedere dai 4 ai 5 giorni. Il mio consiglio è ciò che riduce i carboidrati a meno di quindici grammi per assicurarsi che sia sulla buona strada per la chetosi entro una settimana. Se si verificano più sintomi di influenza cheto, ricontrolla l'assunzione di elettroliti.

Alcuni ultimi consigli

Ora che hai quasi raggiunto la fine del libro, vorrei darti alcuni consigli in più per aggiornare ciò che abbiamo visto e aggiungere nuovi dati. Questi suggerimenti sono generali e sono destinati solo a coloro che stanno appena iniziando o stanno per iniziare, e in particolare a coloro che vogliono disperatamente perdere peso.

-Il primo consiglio sarebbe proprio quello di non disperare. Perdere peso velocemente non è meglio, perché in generale so recuperare il peso così

veloce mentre scendeva. Tienilo sempre a mente. Le cose belle richiedono tempo. Sì, ci vorrà più tempo per perdere peso, sarà anche più difficile recuperarlo. In questo senso, la dieta chetogenica è meravigliosa: ogni sforzo sarà ricompensato con la tua crescita, credimi. Oppure non credermi: dai un'occhiata.

- Mantieni i tuoi obiettivi semplici e rigorosi. Di solito si ottengono risultati migliori nelle persone che limitano ulteriormente l'assunzione di carboidrati. Tratta da mantenere i carboidrati così bassi Cosa è possibile durante il primo mese. Siate severi nell'eliminare i dolci in eccesso ei dolcificanti artificiali (quali rinfreschi dietetici). rimuoverli diminuisce drasticamente le voglie di zucchero.

- Bere acqua e integrare elettroliti. I problemi più comuni derivano dalla disidratazione o dalla mancanza di elettroliti. Quando inizi con una dieta chetogenica (e anche a lungo termine), assicurati di bere molta acqua, salare e assumere un multivitaminico. Sì, hai ancora problemi, puoi richiedere integratori di elettroliti specifici.

- Porta un seguito da ciò che mangi. È così facile consumare troppo i carboidrati quando sono nascosti in quasi tutto ciò che acquisti. Portare una registrazione da ciò che si mangia aiuta a controllare l'assunzione di carboidrati e ad essere responsabili. Ho visto molti casi di persone che si entusiasmano per questa idea, ma poi la abbandonano. Prova a non. Gli elenchi di questo tipo sono estremamente utili per sapere cosa si mangia.

Grazie

www.ingramcontent.com/pod-product-compliance
Ingram Content Group UK Ltd.
Pitfield, Milton Keynes, MK11 3LW, UK
UKHW021934190726
13853UKWH00004B/1440